LA
POSOLOGIE ET LE MODE D'EMPLOI
DE LA
DIGITALINE CRISTALLISÉE
NATIVELLE

ON sait que, depuis la découverte, par Nativelle, de la *Digitaline cristallisée*, celle-ci a fini par se substituer complètement aux préparations galéniques de digitale, qui présentaient le grave défaut d'être très inconstantes, leur activité variant nécessairement avec le lieu d'origine de la plante, le degré d'ancienneté de la récolte, la conservation, etc.

Mais, si l'accord est fait depuis longtemps sur le choix de la préparation, si la grande majorité des cliniciens emploie la *Digitaline cristallisée Nativelle* à l'exclusion de toute autre forme pharmaceutique, on est loin de s'entendre sur la posologie de la Digitaline, et, tout récemment encore, cette question a soulevé de très vifs débats.

Il ne nous appartient pas de choisir parmi les opinions diverses qui ont cours en cette matière. C'est le médecin seul qui pourra, en s'inspirant de l'expérience clinique, opter en faveur de telle ou telle méthode, et encore est-il certain que sa décision variera nécessairement suivant les circonstances propres à chaque cas.

Mais, sans vouloir aucunement trancher la question, nous avons cru faire œuvre utile en donnant au praticien un exposé, aussi exact que possible, des diverses conceptions posologiques.

Par cette mise au point nous n'avons pas d'autre prétention que celle de faciliter la tâche du médecin en lui soumettant, dans une revue concise et rapide, toutes les pièces du débat.

LES
TROIS DOSES PRÉCONISÉES
PAR HUCHARD

Pendant longtemps, on s'en est tenu, pour la posologie de la Digitaline, à la conception, un peu schématique, de Huchard, qui admettait trois façons de prescrire ce médicament : à dose *massive*, à dose *faible* et à dose *très faible*.

Voyons de plus près chacune de ces trois manières, qui, dans l'idée du promoteur des "trois doses", répondaient respectivement à trois indications spéciales.

La dose *massive* (L gouttes de la solution au millième ou quatre granules au 1/4 de milligramme, c'est-à-dire un milligramme de Digitaline) était la *dose antiasystolique et diurétique*. En la prescrivant en une ou deux fois, pendant un seul jour, Huchard cherchait à obtenir une action immédiate sur le cœur. Il comptait, de plus, sur l'élimination lente du médicament, qui devait continuer à agir pendant plusieurs jours, et, en cas d'effet insuffisant, il n'hésitait pas à répéter, huit ou dix jours après, l'administration de la Digitaline à la même dose, ou, tout au moins, à la dose de XXX ou XL gouttes.

La dose *faible* (V à X gouttes de la solution au millième pendant cinq jours consécutifs, le traitement étant recommencé toutes les trois semaines) était la dose *sédative* indiquée contre l'éréthisme cardiaque et les palpitations.

La dose *très faible* (III ou IV gouttes de la solution au millième ou un granule d'un dixième de milligramme), continuée pendant dix à quinze jours, était la *dose d'entretien cardio-tonique* à utiliser toutes les fois qu'il est nécessaire de donner au myocarde une force suffisante de réserve.

Si quelques-uns des disciples de Huchard, surtout à l'étranger, restent toujours fidèles à l'enseignement du regretté Maître, nombre de cliniciens trouvent cependant que « cette manière d'enserrer la médication digitalique dans trois formules est trop étroite » (Josué).

LA POSOLOGIE
ET LE MODE D'EMPLOI
DE LA
DIGITALINE CRISTALLISÉE
NATIVELLE

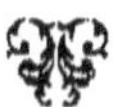

LABORATOIRE NATIVELLE
49, Boulevard de Port-Royal
PARIS

Ce qui surtout prêtait le flanc à la critique dans les règles posologiques établies par Huchard, c'était la dose massive administrée contre l'asystolie, dose beaucoup trop élevée et qui mettait dans l'impossibilité de poursuivre l'emploi du médicament, alors même que les effets thérapeutiques tardaient à se manifester.

D'autre part, comme nous venons de le voir, Huchard comptait sur l'élimination lente du médicament. Loin d'y voir un défaut, il considérait cette lenteur d'élimination et le pouvoir d'accumulation de la digitale comme des qualités précieuses, et il allait même jusqu'à dire que « sans ces qualités, la digitale ne serait pas ». Or, en réalité, il s'en faut que l'élimination se fasse toujours exactement de la même façon : il est donc difficile de tabler d'une manière certaine sur la durée de l'action du médicament.

LA DIGITALINE
A DOSES FAIBLES
CONTINUES ET PROLONGÉES

TRAITEMENT PRÉVENTIF DE L'ASYSTOLIE

Mais, si l'on ne tarda pas à reconnaître que l'emploi de la dose unique et massive de la digitaline était loin d'être rationnel, une autre partie de la formule tripartite de Huchard fut, au contraire, érigée en système, grâce surtout aux travaux de M. Ch. Fiessinger qui, dès 1906, s'en fit le défenseur convaincu.

Les recherches qu'il poursuivit avec Huchard montrèrent qu'*à très petites doses* la Digitaline peut être ordonnée pendant des mois sans le moindre inconvénient. On administre V gouttes de la solution au millième ou un granulé au dixième de milligramme pendant dix jours de suite; puis, les dix jours suivants, on réduit la dose quotidienne à III gouttes; on revient ensuite à la dose quotidienne de V gouttes pendant dix jours. En continuant de la sorte, on peut, au bout de deux mois, essayer de suspendre la médication quelques jours, pour y revenir aussitôt que la diurèse tend à diminuer.

Un des avantages que font ressortir les partisans de cette méthode et sur lequel a, récemment encore, insisté M. Manquat, est qu'elle se prête au *traitement préventif de l'asystolie.*

Au lieu d'attendre la grande asystolie pour frapper fort avec une dose unique et élevée de Digitaline, on intervient dès les premières manifestations qui peuvent faire craindre l'asystolie plus ou moins prochaine (tachy-arythmie, dyspnée, petits œdèmes), et cet emploi préventif de la Digitaline à petites doses, continues et prolongées, éloigne considérablement l'échéance de la grande asystolie. Il en est ainsi, surtout, lorsqu'on a soin, comme le recommande M. Ch. Fiessinger, d'instituer un régime hypochloruré et pauvre en viande, et d'associer à la Digitaline la théobromine, l'association de ces deux médicaments assurant une action synergique sur le cœur et sur le rein.

Comme l'écrivait M. Manquat : « Tous les praticiens peuvent se mettre d'accord sur le principe de ce traitement préventif par les faibles doses, chacun restant juge de la formule qui convient le mieux dans un cas donné. Ce qu'il importe d'établir, c'est la supériorité, dans cette méthode, de la faible dose qui doit se substituer, toutes les fois que cela est possible, à l'ancienne dose massive du siècle dernier, et l'importance qu'il y a à prévenir l'asystolie sans attendre qu'elle soit devenue redoutable. »

A l'étranger, M. P. Mayor, professeur de thérapeutique à l'Université de Genève, et M. le professeur Henrijean, de Liége, ont également insisté sur l'emploi méthodique de la Digitaline à faibles doses dans le traitement préventif de l'asystolie.

LA DIGITALINE NATIVELLE
DANS
L'ASYSTOLIE CONFIRMÉE

DOSES FAIBLES OU DOSES FORTES?

Mais quelle sera la ligne de conduite à suivre, quelle sera la posologie à adopter en présence d'une asystolie confirmée avec œdèmes, dyspnée, oligurie, troubles du rythme cardiaque, bref avec tout le cortège des manifestations qui constituent précisément le type dans lequel on prescrivait généralement les hautes doses *antiasystoliques* de Digitaline?

C'est ici que les divergences s'accusent avec le plus de vigueur et que deux doctrines diamétralement opposées — celle des doses *faibles* et celle des doses *fortes* — se heurtent violemment, soutenues chacune par ses défenseurs avec une égale ardeur et une égale sincérité.

Fermement et systématiquement partisan des faibles doses de Digitaline, M. Manquat veut leur rester fidèle, même pour les asystolies confirmées. Sans doute, il reconnaît — et la chose est de toute évidence — qu'à l'état asystolique complet on devra opposer des doses quelque peu plus élevées que dans la méthode préventive. Mais ces doses "plus élevées" n'en devront pas moins rester dans les limites étroites des "faibles doses", c'est-à-dire à peine atteindre le quart de milligramme. M. Manquat ne donne pas plus de V ou VI gouttes de Digitaline à la fois, mais il renouvelle cette dose une fois dans la journée. Exceptionnellement, il va jusqu'à XV gouttes, et cela le premier jour seulement. La dose est abaissée à VIII ou X gouttes le second jour, et à V ou VI gouttes le troisième; on continue ensuite à V gouttes.

Pour assurer à ces doses leur maximum d'effet, il recommande de les donner l'estomac étant à vide, par exemple au réveil ou dans la nuit et vers 6 ou 7 heures du soir, la quantité de liquide destinée à leur servir de véhicule devant être très faible.

Dès 1919, M. Manquat insistait, d'ailleurs, sur la nécessité d'associer à la Digitaline, ainsi administrée, un régime approprié et la théobromine pure, suivant la pratique adoptée par M. Ch. Fiessinger.

Plus récemment, à la tribune de l'Académie de Médecine, il mettait encore plus en relief l'importance qu'il attachait à ce traitement *synergique*, car « soucieux des scrupules que beaucoup de médecins éprouvent à se rallier aux faibles doses », M. Manquat a pensé qu'il y avait lieu, « pour obtenir des faibles doses de Digitaline un rendement capable de satisfaire les plus exigeants », de coordonner tout un ensemble de moyens "synergiques" : adjonction à la Digitaline de la théobromine pure, emploi d'un *goutte à goutte* lactosé rectal, réduction des boissons, régime strictement achloruré et hypotoxique, laxatifs ou lavements salins substitués aux drastiques habituellement employés.

Dans cet ensemble synergique, la Digitaline garde naturellement sa suprématie, tant au point de vue circulatoire qu'en ce qui concerne son action diurétique, mais, sa tâche se trouvant en quelque sorte diminuée par les moyens synergiques employés simultanément, il n'y aurait plus lieu de forcer la dose pour obtenir une action énergique : la dose *utile* se trouverait ainsi réduite à une dose *incapable de nuire*.

Ainsi donc, ce qui guide avant tout les partisans des faibles doses, c'est la crainte des accidents toxiques.

Or, à entendre leurs adversaires — *audiatur et altera pars* — cette crainte serait loin d'être justifiée. A tout prendre, elle serait au moins exagérée et empêcherait souvent de donner le médicament à dose *suffisante*.

C'est ainsi que M. Josué insiste particulièrement sur la nécessité de donner de fortes doses de Digitaline dans l'asystolie confirmée.

Voici quelle est la manière de procéder adoptée par le médecin de l'hôpital de la Pitié :

On commence par préparer le malade, en lui faisant garder le lit et en lui administrant une purgation drastique légère; dans la plupart des cas, il sera utile de pratiquer une saignée de

3oo à 35o grammes; s'il y a un épanchement pleural ou péri-
tonéal abondant, on commencera par l'évacuer.

Quand le purgatif aura agi, le malade prendra XXV gouttes
de la solution de Digitaline au millième, et il continuera la
médication à la même dose pendant trois ou quatre jours.

Dans certains cas particulièrement urgents, on commencera
par XXX gouttes; par exemple, le malade prendra un jour
XXX et trois jours XXV gouttes, ou même deux jours XXX,
puis deux jours XXV gouttes. On prescrira ensuite XX gouttes
pendant deux, trois ou quatre jours.

D'autres fois, on pourra commencer le traitement avec
XX gouttes seulement, et on donnera ensuite X à XV gouttes,
pendant trois, quatre jours et plus.

Pendant toute la période où le patient prend de fortes doses
de digitaline, supérieures à X gouttes, il doit être maintenu au
régime lacté absolu et restreint (un litre et demi de lait par
jour).

Le taux des urines devra être noté avec soin pendant le
traitement, l'amélioration étant annoncée par la polyurie
libératrice. Celle-ci laisse prévoir la guérison des accidents
asystoliques et permet, par conséquent, de diminuer la Digitaline, mais on devra se garder de cesser le traitement trop
vite, sous crainte de voir réapparaître les troubles asystoliques.

Quand on sera arrivé à XV gouttes, on aura soin de
faire prendre, en même temps, 1 gr. 5o à 2 grammes de théobromine par jour, en trois ou quatre fois.

La crise d'asystolie une fois jugulée, on instituera le traitement préventif, tel que nous l'avons décrit plus haut.

Il y a lieu de remarquer que, dans les cas d'asystolie suraiguë
ou d'asystolie irréductible, M. Josué n'hésite pas à prescrire
les "doses héroïques" de Digitaline. Le malade étant conve-
nablement préparé, on donne, pendant trois ou quatre jours,
XXX gouttes, ou même un ou deux jours XXXV gouttes; puis
un ou deux jours XXX gouttes, ensuite XXV gouttes pendant
deux ou trois jours, puis XX, XV, X gouttes, avec addition
de 1 gr. 5o à 2 grammes de théobromine à partir du moment

où le malade prend XV gouttes de Digitaline. Bien entendu, si l'amélioration est rapide, on diminue aussitôt la quantité de Digitaline à XV ou X gouttes.

On ne saurait, naturellement, faire usage de ces doses héroïques sans que le malade soit sous une surveillance médicale constante. Mais, cela étant, M. Josué ne craint pas, en pareil cas, de voir se produire une bradycardie très marquée et même un pouls bigéminé, surtout si le traitement se traduit par des effets encourageants, comme la polyurie libératrice et un commencement de diminution des œdèmes.

Sans doute, avant de recourir à ces doses héroïques de Digitaline, il faudra s'assurer qu'il s'agit réellement d'une asystolie irréductible, car il est des cas où l'échec du traitement antérieur par la Digitaline peut s'expliquer par l'existence d'un obstacle périphérique (épanchement pleural, ascite abondante, œdèmes très marqués, congestion intense du foie) et où il suffit de lever cet obstacle, par des moyens appropriés, pour voir la Digitaline devenir efficace.

D'autres fois, l'interrogatoire montrera que le malade n'a pris que des doses minimes de Digitaline, auquel cas il suffira de lui faire prendre des doses moyennes, fortes ou même relativement faibles, en débutant par XXV ou même XX ou XV gouttes pour assurer la régression des accidents asystoliques.

Dans un travail récent, M. Lian reprend l'étude des incidents et accidents de la médication digitalique. Cet auteur pense que, les phénomènes d'intolérance digestive mis à part, il convient, pour interpréter judicieusement ces diverses manifestations, de distinguer entre la *saturation digitalique* et *l'intoxication digitalique.*

S'il est vrai que, sous l'influence de la Digitaline, on voit fréquemment les contractions cardiaques subir un ralentissement progressif, cette bradycardie traduit uniquement l'imprégnation de l'organisme par la Digitaline : c'est un signe de *saturation* digitalique, mais non d'intoxication.

C'est seulement au delà d'un certain degré de ce ralentissement que l'on risque de voir apparaître un pouls bigéminé qui, lui, doit être considéré comme le premier signe sérieux et incontestable de l'*intoxication* digitalique.

Avant le pouls bigéminé, on reste donc dans la phase thérapeutique, et c'est avec lui que l'on entre dans la zone de l'intoxication. Or, le pouls bigéminé ne se montre généralement qu'avec un ralentissement des contractions cardiaques tombant au-dessous de 60.

Dans les cas où l'on se propose de prolonger la médication digitalique jusqu'à la saturation, M. Lian considère le but comme atteint lorsque le pouls s'est ralenti progressivement jusqu'à ne battre que 60 fois à la minute; ce serait, en quelque sorte, un témoin de l'action thérapeutique obtenue et, à ce moment-là, il serait prudent de suspendre la médication pour ne pas risquer de franchir, avec l'apparition du pouls bigéminé, le seuil de la phase toxique.

LA POSOLOGIE
DE LA DIGITALINE NATIVELLE
DANS LES ÉTATS
AUTRES QUE L'ASYSTOLIE

Ce que nous avons dit du traitement préventif de l'asystolie par des doses faibles de Digitaline fait déjà voir combien était faux le principe qui réservait rigoureusement ce médicament aux seuls asystoliques, car, comme l'a très judicieusement fait remarquer M. le professeur Mayor, « pour qu'un traitement préventif de l'asystolie rende des services sérieux, il faut qu'il soit applicable à la grande masse des cardiopathes ».

Avec M. Josué, on peut dire que les faibles doses de Digitaline sont indiquées chez les cardiaques dont le cœur donne quelques légers indices de défaillance : les mitraux ou les sujets atteints d'autres affections du cœur qui présentent une légère dyspnée d'effort, des extrasystoles ; les vieillards chez lesquels l'insuffisance légère et latente du myocarde se traduit souvent par les manifestations les plus diverses : affaiblissement général, bronchites à répétition, troubles rénaux, etc.

Le médecin de l'hôpital de la Pitié prescrit, pendant huit jours par mois, V gouttes de la solution de Digitaline au millième ou un granule d'un dixième de milligramme par jour. Parfois, il prolonge cette période en donnant la Digitaline pendant dix jours de chaque mois.

Un des avantages appréciables que présentent ces faibles doses, c'est qu'elles peuvent être continuées pendant fort longtemps. C'est ainsi que, contre les accès de tachycardie paroxystique, on peut, *à titre préventif*, administrer la Digitaline à la dose quotidienne de V gouttes de la solution au millième, pendant vingt jours à un mois.

Au cours même d'une crise prolongée de tachycardie paroxystique, la conduite à tenir sera tout autre : XXV gouttes, données en une seule fois, feront cesser brusquement l'accès et souvent il sera nécessaire de faire prendre encore XX gouttes pendant plusieurs jours (P. Chevallier).

Les données que nous venons de passer rapidement en revue suffisent à montrer qu'en dehors même de l'asystolie propre aux cardiopathies et des états asystoliques d'origines diverses, la *Digitaline cristallisée Naturelle* trouve un champ d'applications utiles extrêmement vaste.

INJECTIONS INTRAVEINEUSES
DE
DIGITALINE CRISTALLISÉE NATIVELLE

Les travaux de M. Noël Fiessinger, de M. le professeur Gilbert et M. Khoury, la thèse de M. Maurice Bonnamour, ont attiré l'attention sur un nouveau mode d'emploi de la *Digitaline cristallisée Nativelle : l'injection intraveineuse.*

L'expérience a, en effet, montré que l'on peut injecter par voie veineuse la Digitaline cristallisée en solution au millième, à la dose de X à XXXV gouttes diluées dans 2 cc. d'eau. MM. Gilbert et Khoury ont même pu utiliser la solution de Digitaline *en nature* et sans aucune dilution préalable. La solution pure, pas plus que la solution diluée, n'a donné lieu, sur un grand nombre d'injections, au moindre accident.

MM. Gilbert et Khoury ont pu porter la dose quotidienne à XXV gouttes et injecter jusqu'à LXII gouttes en trois jours ou LXXV gouttes en quatre jours, sans avoir à enregistrer le moindre signe d'intolérance.

M. N. Fiessinger estime que l'on n'a pas besoin de dépasser la dose de XX gouttes. Il fait des séries de trois ou quatre injections soit à cette dose, soit à des doses décroissantes.

Il va de soi qu'il s'agit là d'une méthode d'exception, répondant à des indications restreintes, que l'on peut résumer ainsi qu'il suit :

1º Intolérance gastrique avec vomissements ;

2º Échec de la Digitaline administrée par voie digestive, notamment dans l'insuffisance ventriculaire gauche ;

3º Asystolies anciennes compliquées de cirrhose, l'ascite et le gros foie dur constituant un double "barrage" qui empêche la Digitaline donnée par voie buccale d'agir ;

4º Nécessité d'un traitement *d'urgence*, comme dans les asystolies aiguës de la grossesse ou des surmenages, dans l'asystolie des péricardites aiguës ou des myocardites aiguës.

INDEX BIBLIOGRAPHIQUE

H. HUCHARD, *Journal des Praticiens*, 24 mai 1902.

CH. FIESSINGER, *Journal des Praticiens*, 17 février 1906.

HENRIJEAN, *Bull. de l'Acad. royale de Méd. de Belgique*, séance du 28 mars 1908.

HUCHARD, *Les Maladies du cœur et leur traitement*, pp. 164-167. Paris, 1908.

HUCHARD, *Thérapeutique clinique*, pp. 390-426. Paris, 1909.

HUCHARD & CH. FIESSINGER, *Journal des Praticiens*, 9 octobre 1909.

H. HUCHARD, *Les Trois Doses de Digitaline* (J.-B. Baillière et Fils), Paris 1911.

P. MAYOR, *Paris médical*, 4 novembre 1911.

MAYOR, *Presse médicale*, 27 janvier 1912.

A. MARTINET, *Presse médicale*, 28 février 1912.

A. MARTINET, *Presse médicale*, 5 octobre 1912.

CH. FIESSINGER, *Journal des Praticiens*, 23 octobre 1912.

O. JOSUÉ & H. GODLEWSKI, *Bull. et Mém. de la Soc. Méd. des Hôp. de Paris*, séance du 8 novembre 1912.

O. JOSUÉ & H. PAILLARD, *Maladie de l'appareil circulatoire*, in collection Gilbert et Fournier, 4 mai 1914.

A. MARTINET, *Presse médicale*, 6 mai 1914.

A. MANQUAT, *Journal des Praticiens*, 18 octobre 1919.

C. LIAN, *L'Hôpital*, janvier 1920.

O. JOSUÉ & M. PARTURIER, *Paris Médical*, 13 mars 1920.

P. CHEVALLIER, *Bulletin médical*, 28 avril 1920.

J. MINET, *Gaz. des Praticiens*, 1er mai 1920.

O. JOSUÉ, *Paris Médical*, 3 juillet 1920.

L. GALLAVARDIN, *Lyon Médical*, 10 août 1920.

H. VAQUEZ, *Maladies du cœur*, pp. 729-742. Paris, 1921.

DREW LUTEN, *Journ. of the Amer. Med. Assoc.*, 1er janvier 1921.

O. JOSUÉ, *Journal médical français*, avril 1921.

R. DAMADE, *Gaz. hebd. des Sciences méd. de Bordeaux*, 10 avril 1921.

B. PARSONS-SMITH, *Lancet*, 28 mai 1921.

A. MANQUAT, *Bulletin de l'Acad. de Méd.*, séance du 7 juin 1921.

A. MANQUAT, *Journal des Praticiens*, 11 juin 1921.

M. BRET, *Journal de Médecine de Lyon*, 5 décembre 1921.

INJECTIONS INTRAVEINEUSES

N. FIESSINGER, *Bull. et Mém. de la Soc. Méd. des Hôp.*, séance du 25 juillet 1919, et *Journal des Praticiens*, 2 août 1919.

M. BONNAMOUR, *Thèse de Paris*, 1919.

A. GILBERT & A. KHOURY, *Paris Médical*, 13 septembre 1919.

N. FIESSINGER, *Journal médical français*, avril 1921.